AUF WIEDERSEHEN VORHOFFLIMMERN FÜR ANFÄNGER

Die Schritt-für-Schritt-Anleitung zur wirksamen Behandlung und Heilung von Vorhofflimmern zur Wiederherstellung der Herzgesundheit und zum Erreichen eines gesunden Herzrhythmus

Mina Mong

INHALTSVERZEICHNIS

KAPITEL 1

EINFÜHRUNG

1. Erklärung und Prävalenz
Ein unregelmäßiger und oft schneller Herzschlag ist ein häufiges Merkmal von Vorhofflimmern (AFib), das zu unzureichender Durchblutung führen kann. Bei Vorhofflimmern schlagen die oberen Kammern des Herzens, die so genannten Vorhöfe, im Vergleich zu den unteren Kammern, den sogenannten Ventrikeln, ungeordnet und unkoordiniert. Dies ist auf unregelmäßige elektrische Signale zurückzuführen, die den regelmäßigen Herzrhythmus stören. Im Gegensatz zu den normalen, kräftigen Kontraktionen eines gesunden Herzens führt Vorhofflimmern dazu, dass die Vorhöfe zittern oder flimmern. Dies kann zu einer weniger effektiven Durchblutung führen und kann, je nach Person, spürbare Symptome verursachen oder auch nicht.

Vorhofflimmern ist eine häufige Erkrankung. Weltweit ist eine beträchtliche Zahl von Menschen davon betroffen und es wird erwartet, dass sich die Krankheit mit der Alterung der Bevölkerung und der Zunahme von Risikofaktoren wie Bluthochdruck,

Diabetes und Fettleibigkeit noch weiter ausbreitet. Schätzungsweise leiden in den Vereinigten Staaten zwischen 2,7 und 6,1 Millionen Menschen an Vorhofflimmern . Es wird erwartet, dass diese Zahl in den kommenden Jahrzehnten erheblich ansteigen wird. Vorhofflimmern tritt tendenziell häufiger bei Personen der älteren Altersgruppe auf. Etwa 9 % der über 65-Jährigen leiden unter den Auswirkungen. Es kann jedoch in jedem Alter auftreten und bleibt bei jüngeren Menschen häufig unbemerkt.

2. Auswirkungen auf die Herzgesundheit und das allgemeine Wohlbefinden Vorhofflimmern hat erhebliche Auswirkungen auf die Gesundheit Ihres Herzens und Ihr allgemeines Wohlbefinden. Der unregelmäßige Herzschlag bei Vorhofflimmern kann zu einer Reihe von Symptomen wie Herzklopfen, Brustbeschwerden, Atembeschwerden, Müdigkeit und Benommenheit führen. Diese Symptome können die Lebensqualität einer Person erheblich beeinträchtigen, ihre Fähigkeit zur Ausführung alltäglicher Aufgaben einschränken und verstärkte Angst- und Depressionsgefühle verursachen.

Wenn es um das Herz geht, kann Vorhofflimmern zu verschiedenen schweren Komplikationen führen. Ein Schlaganfall ist ein sehr großes Risiko, das nicht auf die leichte Schulter genommen werden sollte. Wenn sich Blut in den Vorhöfen staut, kann dies möglicherweise zur Bildung von Blutgerinnseln führen. Wenn ein Gerinnsel ins Gehirn wandert, kann es einen Schlaganfall verursachen, der schwerwiegende Folgen haben oder sogar lebensbedrohlich sein kann. Personen mit der Diagnose Vorhofflimmern haben ein deutlich höheres Schlaganfallrisiko als Personen ohne diese Erkrankung. Darüber hinaus kann Vorhofflimmern zu Herzversagen führen. Mit der Zeit kann der Herzmuskel schwächer werden, was aufgrund von unregelmäßigem Herzschlag und ineffizienter Durchblutung zu einer verringerten Effektivität beim Pumpen des Blutes führt.

Neben den Auswirkungen auf das Herz kann Vorhofflimmern auch Auswirkungen auf andere Aspekte der Gesundheit haben. So können sich beispielsweise bereits bestehende Erkrankungen wie Bluthochdruck und Diabetes verschlimmern. Das Leben mit einer chronischen, unvorhersehbaren Erkrankung kann erhebliche psychische Auswirkungen haben, die zu erhöhtem Stress und einer Verschlechterung des allgemeinen psychischen Wohlbefindens führen.

B. Die Bedeutung einer effizienten Behandlung und Betreuung
Aufgrund verschiedener wichtiger Faktoren ist es wichtig, der Behandlung und Betreuung von Vorhofflimmern Priorität einzuräumen. Um das Schlaganfallrisiko deutlich zu senken, ist es entscheidend, der Betreuung von Vorhofflimmern Priorität einzuräumen. Medikamente wie Antikoagulanzien können hilfreich sein, um die Bildung von Blutgerinnseln zu verhindern, was wiederum das Schlaganfallrisiko senken kann. Darüber hinaus kann die Kontrolle der Herzfrequenz und des Herzrhythmus mithilfe von Medikamenten oder Verfahren die Pumpleistung des Herzens verbessern und so die Symptome einer Herzinsuffizienz verringern oder lindern.

Darüber hinaus kann eine ordnungsgemäße Behandlung von Vorhofflimmern das allgemeine Wohlbefinden einer Person erheblich steigern. Durch die Linderung von Symptomen wie Herzklopfen, Kurzatmigkeit und Müdigkeit können die Betroffenen einen aktiveren und erfüllteren Lebensstil genießen. Darüber hinaus kann dies einen positiven Einfluss auf das geistige Wohlbefinden haben, indem es die häufig mit der Erkrankung verbundenen Angst- und Depressionsgefühle lindert. Darüber hinaus kann eine wirksame Behandlung und Betreuung dazu beitragen, die mit

Vorhofflimmern verbundenen Grundursachen und Risikofaktoren anzugehen . So können beispielsweise eine wirksame Behandlung von Bluthochdruck, die Aufrechterhaltung eines gesunden Gewichts und die Kontrolle des Blutzuckerspiegels dazu beitragen, die allgemeine Herz-Kreislauf-Gesundheit zu verbessern und die Wahrscheinlichkeit von Vorhofflimmern-Episoden zu verringern. Um Vorhofflimmern wirksam behandeln zu können , ist es entscheidend, bestimmte Lebensstiländerungen vorzunehmen. Dazu gehört die Umstellung auf eine herzgesunde Ernährung und regelmäßige körperliche Aktivität.

Und schließlich ist es wichtig, den Zustand kontinuierlich zu behandeln und zu überwachen, um sich wirksam an die sich entwickelnde Natur des Vorhofflimmerns anzupassen . Der Zustand kann im Laufe der Zeit schwanken. Manche Personen haben gelegentliche Episoden, während andere mit anhaltenden Symptomen zu kämpfen haben. Es ist wichtig, regelmäßig

Kontrolluntersuchungen und Überwachungen einzuplanen, um sicherzustellen, dass die Behandlungspläne nach Bedarf angepasst werden, um eine optimale Herzgesundheit aufrechtzuerhalten.

C. Ziele des Leitfadens Dieser Leitfaden ist eine umfassende Ressource zum Verständnis, zur Behandlung und zum wirksamen Umgang mit Vorhofflimmern . Dieser Leitfaden wurde für ein breites Spektrum an Personengruppen erstellt, z. B. Patienten, Pflegekräfte und Gesundheitsdienstleister. Seine Ziele sind vielfältig und zielen darauf ab, die Bedürfnisse dieses vielfältigen Publikums zu erfüllen.

1. Über Vorhofflimmern informieren : Der Leitfaden bietet detaillierte Informationen zur Natur des Vorhofflimmerns , einschließlich seiner Ursachen, Risikofaktoren und Symptome. Sich Wissen über die Erkrankung zu verschaffen, ist der erste Schritt hin zu einer erfolgreichen Behandlung. Der Leitfaden soll Vorhofflimmern entmystifizieren und Personen durch klare und genaue Informationen dazu befähigen, ihre Gesundheitsfürsorge aktiv zu gestalten.

2. Überblick über Diagnoseverfahren:

Eine genaue Diagnose ist für eine erfolgreiche Behandlung unerlässlich. Dieser Leitfaden bietet einen umfassenden Überblick über die verschiedenen Diagnosetests zur Identifizierung von Vorhofflimmern . Er behandelt eine Reihe von Techniken, wie z. B. Elektrokardiogramme (EKGs), Holter Monitore und moderne bildgebende Verfahren. Das Wissen über diese Verfahren kann Patienten dabei helfen, sich während ihrer medizinischen Untersuchungen besser vorbereitet und informiert zu fühlen.

3. Umfassende Behandlungsmöglichkeiten: Der Leitfaden bietet einen umfassenden Überblick über die verfügbaren Behandlungsmöglichkeiten für Vorhofflimmern . Dazu gehören Änderungen Ihres Lebensstils, die Einnahme verschriebener Medikamente und verschiedene medizinische Verfahren. Wir werden jede Behandlungsoption detailliert erläutern, einschließlich Wirkungsweise, Vorteile, mögliche Nebenwirkungen und Eignung für verschiedene Patientenprofile.

4. Betonen Sie die Bedeutung von Änderungen des Lebensstils zur effektiven Behandlung von Vorhofflimmern . Diese Empfehlungen

umfassen Ernährungsratschläge, Trainingsrichtlinien und Techniken zur Stressbewältigung. Es werden praktische Ratschläge und Tipps gegeben, um den Patienten dabei zu helfen, diese Änderungen nahtlos in ihren Alltag zu integrieren.

5. Erkunden Sie moderne Behandlungsmöglichkeiten für Patienten, die auf Erstbehandlungen nicht ansprechen, einschließlich Katheterablation und chirurgischer Verfahren. Der Leitfaden bietet eine umfassende Erklärung dieser Verfahren und deckt alles ab, was Sie über das, was Sie vor, während und nach der Behandlung erwarten können, wissen müssen.

6. Bieten Sie langfristige Strategien zur Behandlung von Vorhofflimmern an , da es sich um eine Erkrankung handelt, die normalerweise eine kontinuierliche Behandlung erfordert. Dieser Leitfaden hebt die Bedeutung einer konsequenten Überwachung, von Nachuntersuchungen und der Notwendigkeit hervor, Behandlungspläne im Laufe der Zeit anzupassen. Wir werden auch Strategien zur Verhinderung eines Wiederauftretens und zur Behandlung von Begleiterkrankungen behandeln.

7. Unterstützung von Patienten und Pflegekräften: Der Umgang mit Vorhofflimmern kann schwierig sein, nicht nur für die Betroffenen, sondern auch für ihre Angehörigen und Pflegekräfte. Der Leitfaden bietet wertvolle Ressourcen und wirksame Strategien, um mit den emotionalen und psychologischen Aspekten der Erkrankung umzugehen. Er enthält Einzelheiten zu Selbsthilfegruppen, Ressourcen für die psychische Gesundheit und Bewältigungsstrategien.

8. Förderung eines proaktiven Ansatzes bei der Gesundheitsfürsorge: Schließlich zielt der Leitfaden darauf ab, Menschen zu inspirieren, Verantwortung für ihre eigene Gesundheit zu übernehmen. Der Leitfaden zielt darauf ab, Menschen zu befähigen, ihre Gesundheit proaktiv zu verwalten, indem er sie ermutigt, sinnvolle Gespräche mit ihren Gesundheitsdienstleistern zu führen und ihre Behandlungspläne gewissenhaft zu befolgen.

Durch das Erreichen dieser Ziele wird sich der Leitfaden als wertvolles Hilfsmittel für Menschen mit Vorhofflimmern erweisen und ihnen dabei helfen, ihren Weg zu einer verbesserten Herzgesundheit und einem gleichmäßigeren Herzrhythmus zu finden.

KAPITEL 2

Vorhofflimmern verstehen

A. Aufbau und Funktion des Herzens verstehen

1. Einen gesunden Herzrhythmus aufrechterhalten

Das Herz ist ein bemerkenswertes Organ, das eine wichtige Rolle bei der Blutzirkulation spielt, indem es lebenswichtigen Sauerstoff und Nährstoffe an die Gewebe liefert und gleichzeitig Abfallprodukte beseitigt. Die ordnungsgemäße Funktion des Herzrhythmus, auch Sinusrhythmus genannt, wird durch den Sinusknoten (SA-Knoten) reguliert, der sich im rechten Vorhof befindet. Der SA-Knoten ist für die Erzeugung elektrischer Impulse verantwortlich, die durch die Vorhöfe wandern, was zu deren Kontraktion und der anschließenden Bewegung des Blutes in die Ventrikel führt. Die Impulse wandern dann durch den Atrioventrikularknoten (AV-Knoten), der als Tor fungiert und das Signal verlangsamt, bevor es die Ventrikel erreicht. Diese Verzögerung garantiert, dass die Vorhöfe ausreichend Zeit haben, sich vollständig zusammenzuziehen und die Ventrikel mit Blut zu füllen. Das

elektrische Signal wandert durch
verschiedene Bahnen im Herzen,
wodurch die Ventrikel sich
zusammenziehen und effektiv Blut
sowohl in die Lunge als auch in den Rest
des Körpers pumpen.

Eine typische Herzfrequenz liegt im
Bereich von 60 bis 100 Schlägen pro
Minute. Der regelmäßige Rhythmus und
die koordinierten Kontraktionen des
Herzens spielen eine entscheidende Rolle
bei der Gewährleistung einer effizienten
Blutzirkulation, die für die
Aufrechterhaltung des Gleichgewichts im
Körper und die Unterstützung seiner
verschiedenen Funktionen von
entscheidender Bedeutung ist.

2. Den Mechanismus von Vorhofflimmern
verstehen
Bei Vorhofflimmern (AFib) kommt es zu
einer Störung der normalen elektrischen
Signale des Herzens. Anstatt dass der
normale Sinusknoten den Herzrhythmus
reguliert, werden in den Vorhöfen
zahlreiche ungeordnete elektrische
Impulse ausgelöst. Diese unregelmäßige
elektrische Aktivität führt dazu, dass die
Vorhöfe zittern oder flimmern, anstatt
sich effizient zusammenzuziehen.
Infolgedessen fällt es den Vorhöfen
schwer, Blut effektiv in die Herzkammern
zu pumpen.

Der AV-Knoten, der normalerweise als Torwächter fungiert, wird von diesen schnellen und unregelmäßigen Signalen überwältigt. Obwohl die unregelmäßigen Impulse teilweise blockiert werden, erreichen dennoch viele die Ventrikel, was zu einer unregelmäßigen und oft schnellen Herzfrequenz führt. Diese Unregelmäßigkeit kann die Fähigkeit des Herzens beeinträchtigen, Blut effizient zu pumpen, was die gepumpte Blutmenge verringern und möglicherweise zur Bildung von Blutgerinnseln in den Vorhöfen führen kann. Diese Gerinnsel können sich in andere Bereiche des Körpers bewegen, was sehr gefährlich sein kann, insbesondere im Hinblick auf das Schlaganfallrisiko.

B. Verschiedene Arten von Vorhofflimmern

1. Plötzlich und intensiv
Episoden von paroxysmalem Vorhofflimmern sind durch plötzliches Einsetzen und Aufhören gekennzeichnet. Sie dauern normalerweise weniger als 48 Stunden und können gelegentlich bis zu einer Woche andauern. Diese Episoden können unerwartet auftreten und durch Dinge wie Stress, Alkoholkonsum oder bestimmte gesundheitliche Probleme verursacht werden. Menschen mit

paroxysmalem Vorhofflimmern können auf natürliche Weise ohne medizinische Intervention zum normalen Sinusrhythmus zurückkehren. Es ist jedoch wichtig, Behandlungsmöglichkeiten in Betracht zu ziehen, um die Symptome wirksam zu behandeln und das Risiko von Komplikationen zu minimieren.

2. Langlebig
Wenn der unregelmäßige Herzrhythmus länger als eine Woche anhält und sich nicht von selbst auflöst, spricht man von anhaltendem Vorhofflimmern . Um den normalen Sinusrhythmus wiederherzustellen, ist häufig ein medizinischer Eingriff erforderlich. Dies kann durch verschiedene Methoden wie Medikamente, elektrische Kardioversion oder andere Verfahren erreicht werden. Die Behandlung anhaltenden Vorhofflimmerns kann mit der Zeit immer schwieriger werden und erfordert kontinuierliche Pflege, um den Herzrhythmus regelmäßig und die Symptome unter Kontrolle zu halten .

3. Langlebig
Permanentes Vorhofflimmern ist ein Zustand, bei dem der Herzrhythmus trotz medizinischer Eingriffe unregelmäßig bleibt und nicht wieder normalisiert werden kann. In diesem Szenario

besteht das Hauptziel der Behandlung darin, eine stabile Herzfrequenz aufrechtzuerhalten und das Risiko von Komplikationen wie Schlaganfall zu minimieren. Menschen mit der Diagnose permanentes Vorhofflimmern benötigen möglicherweise eine langfristige Medikation, um ihre Herzfrequenz zu regulieren und Blutgerinnseln vorzubeugen. Ziel ist es, das allgemeine Wohlbefinden zu steigern und das Risiko negativer Folgen zu minimieren.

C. Ursachen und Risikofaktoren

1. Gesundheitszustand
Es gibt eine Reihe von Erkrankungen, die die Wahrscheinlichkeit für die Entwicklung von Vorhofflimmern erhöhen können :

- Bluthochdruck: Erhöhter Blutdruck stellt ein erhebliches Risiko für Vorhofflimmern dar . Der erhöhte Druck kann zu einer Vergrößerung des Herzens und einer Verdickung der Vorhofwände führen, was möglicherweise die regelmäßigen elektrischen Signale des Herzens beeinträchtigt.
- Herzkrankheiten: Verschiedene Erkrankungen können das Herz und sein elektrisches System schädigen, was die Wahrscheinlichkeit von Vorhofflimmern erhöhen kann. Zu diesen Erkrankungen

zählen Koronararterienerkrankungen,
Herzinsuffizienz und
Herzklappenerkrankungen .
- Diabetes: Das Vorhandensein von
Diabetes kann zu Veränderungen der
Struktur und Funktion des Herzens
führen und möglicherweise die
Wahrscheinlichkeit der Entwicklung von
Vorhofflimmern erhöhen .
- Schilddrüsenerkrankungen: Sowohl
eine Überfunktion als auch eine
Unterfunktion der Schilddrüse können
den Herzrhythmus beeinträchtigen und
möglicherweise zu Vorhofflimmern
führen .
- Obstruktive Schlafapnoe: Diese
Erkrankung ist durch wiederholte
Unterbrechungen der Atmung während
des Schlafs gekennzeichnet und geht
aufgrund der Auswirkungen
intermittierender Hypoxie und
Veränderungen des intrathorakalen
Drucks mit einem höheren Risiko für
Vorhofflimmern einher .
- Eine eingeschränkte Nierenfunktion ist
mit einem höheren Risiko für
Vorhofflimmern verbunden ,
möglicherweise aufgrund der
Wechselwirkung zwischen Bluthochdruck,
Flüssigkeitsretention und
Stoffwechselstörungen.

2. Vom Lebensstil beeinflusste Faktoren

Auch bestimmte Lebensstilfaktoren können Vorhofflimmern beeinflussen:

- Übergewicht ist mit einer Vergrößerung des Vorhofs und einem höheren Druck verbunden, was zur Entstehung von Vorhofflimmern beitragen kann .
- Alkoholkonsum: Der Konsum großer Mengen Alkohol, insbesondere durch Rauschtrinken, kann möglicherweise Vorhofflimmern auslösen . Dieser Zustand ist allgemein als Urlaubsherzsyndrom bekannt.
- Rauchen: Der Konsum von Tabak ist aufgrund seiner Auswirkungen auf das Herz-Kreislauf-System mit einem höheren Risiko für Vorhofflimmern verbunden.
- Koffein und Stimulanzien: Übermäßiger Konsum von Koffein und anderen Stimulanzien kann zu einer erhöhten Herzfrequenz führen und bei Personen, die dafür anfälliger sind, möglicherweise Vorhofflimmern auslösen.
- Bewegungsmangel: Ein Lebensstil mit wenig oder keiner körperlichen Aktivität kann zu Erkrankungen wie Fettleibigkeit, Bluthochdruck und anderen Risikofaktoren für Vorhofflimmern beitragen . Andererseits kann auch exzessives Ausdauertraining das Risiko erhöhen, was die Wichtigkeit einer ausgewogenen Herangehensweise an körperliche Aktivität unterstreicht.

- Stress: Langfristiger Stress und Angst
können den Herzrhythmus
beeinträchtigen und die Symptome von
Vorhofflimmern verschlimmern . Die
Anwendung von
Stressbewältigungstechniken kann sich
bei der Linderung von
Vorhofflimmerepisoden als vorteilhaft
erweisen .

D. Anzeichen und Diagnose

1. Typische Indikationen
Vorhofflimmern kann sich durch eine
Vielzahl von Symptomen äußern, die sich
in Intensität und Häufigkeit
unterscheiden können:

- Herzklopfen: Ein schnelles,
unregelmäßiges oder heftiges
Herzschlaggefühl ist ein häufiges
Symptom von Vorhofflimmern .
- Atembeschwerden: Atembeschwerden,
insbesondere bei körperlicher Belastung
oder in liegender Position, können auf
eine verringerte Herzleistung
zurückzuführen sein.
- Müdigkeit: Müdigkeit oder
Energiemangel kommen häufig vor, da
das Herz das Blut möglicherweise nicht
mehr so effizient pumpt.
- Fühlen Sie sich schwindlig oder
benommen? Diese Empfindungen können

durch eine verminderte Durchblutung
des Gehirns verursacht werden.
- Brustschmerzen: Bei manchen
Personen kann es zu Beschwerden oder
Schmerzen in der Brust kommen, die auf
eine unzureichende Durchblutung der
Herzmuskulatur hinweisen können.
- Verminderte Herzleistung: Die
Ausübung körperlicher Aktivitäten, die
früher problemlos möglich waren, kann
zu einer Herausforderung werden.

Es gibt jedoch auch Fälle, in denen
Personen mit Vorhofflimmern keinerlei
Symptome verspüren und sich der
Erkrankung erst bei einer
Routineuntersuchung oder bei Tests
aufgrund anderer gesundheitlicher
Probleme bewusst werden.

2. Diagnosetests
Für eine genaue Diagnose von
Vorhofflimmern sind eine Reihe von
Schritten und Tests erforderlich:

- Ein Elektrokardiogramm (EKG) ist das
wichtigste Instrument zur Diagnose von
Vorhofflimmern . Die elektrische Aktivität
des Herzens wird aufgezeichnet, wodurch
Unregelmäßigkeiten in Rhythmus und
Frequenz erkannt werden können. Ein
gewöhnliches 12-Kanal-EKG kann einen
Einblick in die Funktion des Herzens

geben und das Vorhandensein von Vorhofflimmern bestätigen .
- Holter- Monitor: Dieses tragbare Gerät wird 24 bis 48 Stunden (oder länger) getragen, um die elektrische Aktivität des Herzens kontinuierlich aufzuzeichnen. Es kann hilfreich sein, um intermittierende Episoden von Vorhofflimmern zu identifizieren , die bei einem normalen EKG möglicherweise nicht erkannt werden.
- Ereignismonitor: Ein Ereignismonitor wird über längere Zeiträume verwendet, normalerweise bis zu mehreren Wochen. Er ähnelt einem Holter- Monitor. Das Gerät zeichnet die Herzaktivität des Trägers auf, wenn Symptome auftreten und aktiviert werden.
- Echokardiogramm: Dieser Test verwendet Ultraschall, um detaillierte Bilder der Struktur und Funktion des Herzens zu liefern. Er kann versteckte Erkrankungen wie Klappenerkrankungen , Vorhofvergrößerungen oder Herzinsuffizienz aufdecken, die Faktoren für Vorhofflimmern sein könnten .
- Blutuntersuchungen: Diese Tests können bestimmte Erkrankungen erkennen, die zu Vorhofflimmern beitragen oder es verschlimmern können , wie z. B. eine Schilddrüsenüberfunktion oder Elektrolytstörungen. Auch Tests der Nierenfunktion, der Leberfunktion und

des Blutzuckerspiegels können wertvolle
Erkenntnisse liefern.
- Belastungstest: Dieser Test beurteilt
die Reaktion des Herzens auf körperliche
Anstrengung. Er kann bei der Erkennung
einer ischämischen Herzerkrankung
helfen und die körperliche
Leistungsfähigkeit beurteilen, was sich
bei der Behandlungsplanung als wertvoll
erweist.
- Es kann eine elektrophysiologische
Untersuchung (EPS) durchgeführt
werden, um die elektrische Aktivität im
Herzen abzubilden und die genaue Quelle
der abnormalen Signale zu ermitteln.
Dieser Test kann bei der Durchführung
von Katheterablationsverfahren hilfreich
sein.

Um ein umfassendes Verständnis von
Vorhofflimmern zu erlangen, ist eine
gründliche diagnostische Untersuchung
unerlässlich . So kann ein individueller
Behandlungsplan entwickelt werden, der
auf die individuellen Bedürfnisse jedes
Patienten eingeht. Dieser gründliche
Ansatz trägt dazu bei, dass alle Faktoren,
die zur Situation beitragen, identifiziert
und richtig behandelt werden.

KAPITEL 3

Erste Einschätzung und Bewertung

Eine gründliche Beurteilung und Bewertung von Vorhofflimmern (AFib) ist für eine wirksame Behandlung von entscheidender Bedeutung. Dieser Schritt ist wichtig, um den individuellen Zustand des Patienten zu verstehen, mögliche Grundursachen zu erkennen und einen geeigneten Behandlungsplan zu erstellen. Die Erstuntersuchung umfasst die Erhebung einer gründlichen Krankengeschichte, eine detaillierte körperliche Untersuchung und die Durchführung einer Reihe von Diagnosetests.

A. Gründliche Anamnese

1. Persönliche und familiäre Krankengeschichte
Die Erhebung einer umfassenden persönlichen und familiären Krankengeschichte ist der erste Schritt im Beurteilungsprozess. Es werden Informationen über den früheren und gegenwärtigen Gesundheitszustand des Patienten sowie über die relevante Krankengeschichte der Familie gesammelt.

Persönliche Krankengeschichte: - Herz-Kreislauf-Erkrankungen: Es ist wichtig, alle früheren Herzerkrankungen zu dokumentieren, darunter Bluthochdruck, verstopfte Arterien, geschwächter Herzmuskel, Probleme mit Herzklappen und frühere Herzoperationen oder -eingriffe. Das Wissen über diese Erkrankungen kann wertvolle Erkenntnisse über mögliche Ursachen und Komplikationen im Zusammenhang mit Vorhofflimmern liefern .
- Weitere gesundheitliche Bedenken: Verschiedene Erkrankungen, darunter Diabetes, Schilddrüsenerkrankungen, Schlafapnoe, chronische Nierenerkrankungen und Lungenerkrankungen, können die Entwicklung und Behandlung von Vorhofflimmern beeinflussen .
- Frühere Fälle von Vorhofflimmern : Informationen über die Häufigkeit, Dauer und Auslöser von Vorhofflimmer-Episoden sowie über frühere Behandlungen und deren Ergebnisse sind für die Entwicklung künftiger Behandlungsstrategien wertvoll.
- Verschriebene Medikamente: Es ist wichtig, eine genaue Aufzeichnung aller Medikamente bereitzustellen, einschließlich rezeptfreier Medikamente und Nahrungsergänzungsmittel, sowohl frühere als auch aktuelle. Einige Medikamente können sich auf

Vorhofflimmern auswirken oder mit den verschriebenen Behandlungen interagieren.

Familienanamnese: - Genetische Prädisposition: Eine Familienanamnese von Vorhofflimmern oder anderen Herzrhythmusstörungen kann auf eine mögliche genetische Verbindung hinweisen. Darüber hinaus kann es wichtig sein, alle Fälle von Schlaganfall, plötzlichem Herztod oder anderen Herz-Kreislauf-Erkrankungen in der Familienanamnese zu berücksichtigen.
- Erbkrankheiten: Es ist wichtig, auf Erkrankungen wie hypertrophe Kardiomyopathie , Long-QT-Syndrom oder andere genetische Syndrome zu achten, die den Herzrhythmus beeinflussen können.

2. Lebensstil und Ernährungsgewohnheiten
Die Lebensweise und die Ernährung einer Person können einen großen Einfluss auf die Gesundheit ihres Herzens und die Wahrscheinlichkeit, an Vorhofflimmern zu erkranken, haben .

Lebensstilfaktoren: - Körperliche Aktivität: Details zum Trainingsprogramm des Patienten, wie etwa Art, Häufigkeit und Intensität der körperlichen Aktivität, helfen bei der

Beurteilung seiner kardiovaskulären Fitness und beim Erkennen möglicher Auslöser von Vorhofflimmern- Episoden.
- Auswirkungen von Rauchen und Alkoholkonsum: Es ist allgemein anerkannt, dass Rauchen die Wahrscheinlichkeit für die Entwicklung verschiedener Herz-Kreislauf-Erkrankungen, einschließlich Vorhofflimmern , erheblich erhöht . Ebenso wird übermäßiger Alkoholkonsum, insbesondere Rauschtrinken, mit Vorhofflimmern in Verbindung gebracht . Es ist wichtig, die Rauchgewohnheiten und den Alkoholkonsum des Patienten aufzuzeichnen.
Vorhofflimmern auswirken . Ein klares Verständnis des Stressniveaus und der Bewältigungsmechanismen des Patienten kann dabei helfen, geeignete Empfehlungen für die Stressbewältigung zu geben.

Essgewohnheiten: -
Nahrungsmittelkonsum: Die Bewertung der Ernährung des Patienten, einschließlich seines Verzehrs von Obst, Gemüse, Vollkornprodukten, magerem Eiweiß und gesunden Fetten, ist von entscheidender Bedeutung. Eine Ernährung, die reich an Salz, Zucker und ungesunden Fetten ist, kann das Risiko für die Entwicklung kardiovaskulärer Risikofaktoren erhöhen.

- Koffeinkonsum: Übermäßiger Konsum
von Koffein aus Getränken wie Kaffee,
Tee oder Energydrinks kann bei
bestimmten Personen möglicherweise
Vorhofflimmern auslösen . Die
Überwachung des Koffeinkonsums des
Patienten kann dabei helfen, mögliche
Anpassungen seiner Ernährung zu
identifizieren.
- Ausreichend Flüssigkeitszufuhr: Eine
ausreichende Flüssigkeitszufuhr ist für
die Gesundheit des Herzens
entscheidend. Die Beurteilung der
Flüssigkeitsaufnahme des Patienten kann
wertvolle Erkenntnisse über mögliche
Probleme mit dem Flüssigkeitshaushalt
liefern.

B. Körperliche Untersuchung

1. Beurteilung der Vitalfunktionen und
der kardiovaskulären Gesundheit
Eine umfassende körperliche
Untersuchung mit besonderem
Augenmerk auf das Herz-Kreislauf-
System ist von entscheidender
Bedeutung, um den allgemeinen
Gesundheitszustand des Patienten zu
beurteilen und Hinweise auf
Grunderkrankungen zu erkennen, die zu
Vorhofflimmern beitragen könnten .

Überprüfen Sie Ihren
Gesundheitszustand: - Überwachen Sie

Ihr Herz: Durch Messen der Herzfrequenz und Untersuchen des Rhythmus auf Unregelmäßigkeiten können Sie sofort Informationen über das Vorhandensein von Vorhofflimmern oder anderen Arrhythmien erhalten. Wenn Sie Herzklopfen, einen schnellen Herzschlag oder einen unregelmäßigen Rhythmus verspüren, kann dies ein Anzeichen für ein potenzielles Problem sein.

- Blutdruck: Hoher Blutdruck stellt ein erhebliches Risiko für Vorhofflimmern dar. Eine genaue Überwachung des Blutdrucks hilft dabei, die Notwendigkeit einer verbesserten Blutdruckkontrolle zu bestimmen.

- Überwachung der Atmung und des Sauerstoffgehalts: Diese Parameter können auf Atemwegs- oder Herzprobleme hinweisen, die mit Vorhofflimmern in Zusammenhang stehen können , wie etwa Herzinsuffizienz oder Lungenerkrankungen.

Beurteilung des Herz-Kreislauf-Systems:
- Genaues Zuhören: Mit einem Stethoskop können Sie die Herzgeräusche genau abhören und unregelmäßige Rhythmen, Herzgeräusche oder zusätzliche Herzgeräusche erkennen, die auf mögliche Probleme mit der Struktur des

Herzens oder auf Anomalien der Herzklappen hinweisen können.
- Beurteilung des peripheren Pulses: Ein genauerer Blick auf den Puls in Armen und Beinen kann wertvolle Erkenntnisse über mögliche Probleme im Zusammenhang mit dem Kreislauf oder der peripheren arteriellen Verschlusskrankheit liefern.
- Jugularvenendruck (JVP): Ein erhöhter JVP kann ein Anzeichen für Herzversagen oder Flüssigkeitsüberladung sein. Dies sind wichtige Faktoren, die bei der Behandlung von Vorhofflimmern berücksichtigt werden müssen .
- Ödeme: Die Untersuchung auf Schwellungen in den Beinen, Knöcheln und Füßen kann Aufschluss über eine mögliche Herzinsuffizienz oder andere zugrunde liegende Faktoren geben, die mit Vorhofflimmern in Zusammenhang stehen .

C. Diagnostische Tests

1. Blutuntersuchungen
Blutuntersuchungen spielen bei der Erstuntersuchung auf Vorhofflimmern eine entscheidende Rolle, da sie wertvolle Erkenntnisse über zugrunde liegende Erkrankungen liefern, die mit Vorhofflimmern in Zusammenhang stehen oder dadurch verursacht werden könnten .

- Bluttest: Mit diesem Test können
Anämie oder Infektionen erkannt werden,
die die Symptome von Vorhofflimmern
verschlimmern können .
- Elektrolyte: Es ist wichtig, etwaige
Ungleichgewichte im Kalium-, Natrium-,
Kalzium- und Magnesiumspiegel zu
beheben, da diese den Herzrhythmus
beeinflussen können.
- Schilddrüsenfunktionstests:
Vorhofflimmern kann sowohl mit
Überfunktion als auch mit Unterfunktion
der Schilddrüse einhergehen. Zur
Beurteilung der Schilddrüsenfunktion ist
die Messung des Schilddrüsen-
stimulierenden Hormonspiegels (TSH)
sowie des freien T4 und T3 erforderlich.
- Nierenfunktionstests: Die Auswertung
des Harnstoffstickstoff- (BUN) und
Kreatininspiegels im Blut kann wertvolle
Einblicke in die Funktion lebenswichtiger
Organe liefern und sich möglicherweise
auf den Flüssigkeitshaushalt und das
allgemeine kardiovaskuläre Wohlbefinden
auswirken.
- Leberfunktionstests: Eine
unregelmäßige Leberfunktion kann den
Stoffwechsel von Medikamenten gegen
Vorhofflimmern beeinträchtigen .
- Glukose und HbA1c: Diese Tests sind
nützlich für die Diagnose von Diabetes
oder die Bewertung der Glukosekontrolle

bei Personen mit Diabetes, da Diabetes das Risiko von Vorhofflimmern erhöht .
- Lipidprofil: Erhöhte Cholesterinwerte können die Wahrscheinlichkeit für Herz-Kreislauf-Erkrankungen und Vorhofflimmern erhöhen . Ein umfassendes Lipidprofil besteht normalerweise aus Messungen des Gesamtcholesterins, LDL, HDL und der Triglyceride.

2. Diagnostische Bildgebung
Bildgebende Untersuchungen bieten einen umfassenden Überblick über die Struktur und Funktion des Herzens und helfen bei der Erkennung von Unregelmäßigkeiten, die mit Vorhofflimmern in Verbindung stehen könnten .

- Echokardiogramm: Bei dieser Ultraschalluntersuchung werden Schallwellen verwendet, um Bilder des Herzens zu erzeugen. Damit können die Größe und Funktion der Vorhöfe und Herzkammern beurteilt, Klappenerkrankungen erkannt und die Gesamtfunktion des Herzens bewertet werden. Mithilfe der Doppler-Bildgebung kann der Blutfluss beurteilt und unregelmäßige Muster identifiziert werden, die auf Komplikationen im Zusammenhang mit Vorhofflimmern hinweisen können .

- Transösophageales Echokardiogramm (TEE): Bei diesem fortgeschritteneren Typ der Echokardiographie muss eine Sonde in die Speiseröhre eingeführt werden, um ein genaueres Bild der Herzstrukturen zu erhalten. TEE ist sehr effektiv bei der Erkennung von Blutgerinnseln in den Herzvorhöfen, insbesondere vor Eingriffen wie einer Kardioversion .
- Röntgenaufnahme des Brustkorbs: Diese bildgebende Untersuchung kann bei der Erkennung möglicher Lungenerkrankungen helfen, die mit Vorhofflimmern in Zusammenhang stehen könnten , und liefert wertvolle Erkenntnisse über die Struktur und Größe des Herzens und seiner Kammern.
- Diagnostische Bildgebung: Diese hochmodernen Bildgebungsverfahren liefern hochdetaillierte Bilder des Herzens und ermöglichen die Beurteilung struktureller Anomalien, Fibrosen oder Vernarbungen, die möglicherweise zu Vorhofflimmern beitragen könnten . Sie sind besonders in komplizierten Fällen wertvoll, in denen andere Bildgebungsverfahren keine ausreichenden Details liefern.

3. Elektrophysiologische Untersuchungen
Elektrophysiologische (EP) Untersuchungen sind spezielle Tests, die die elektrische Aktivität des Herzens

abbilden. Diese Verfahren werden normalerweise von einem hochqualifizierten Spezialisten durchgeführt, der auf Herzrhythmusstörungen spezialisiert ist.

- Elektrophysiologische Untersuchung (EPS): Bei einem Verfahren namens EPS werden Katheter durch Blutgefäße in das Herz eingeführt. Diese Katheter können die elektrische Aktivität des Herzens messen und die genauen Stellen lokalisieren, an denen abnormale Signale entstehen. Dieser Test ist für die Planung von Katheterablationsverfahren unerlässlich, bei denen bestimmte Bereiche des Herzens zerstört werden, um unregelmäßige elektrische Signale zu verhindern.
- Holter -Monitor: Dieses tragbare Gerät zeichnet die elektrische Aktivität des Herzens 24 bis 48 Stunden lang auf . Der Patient trägt es während seiner normalen täglichen Aktivitäten und kann so intermittierende Vorhofflimmerepisoden erkennen , die auf einem normalen EKG möglicherweise nicht sichtbar sind.
- Ereignismonitor: Wie ein Holter-Monitor wird ein Ereignismonitor über einen längeren Zeitraum getragen, oft mehrere Wochen lang. Der Patient aktiviert das Gerät, wenn er Symptome verspürt, wodurch vorübergehende Arrhythmien erfasst werden können.

lang kontinuierlich die elektrische Aktivität des Herzens . Es kann für Personen hilfreich sein, die gelegentlich beunruhigende Symptome verspüren.

Die Erstuntersuchung und Beurteilung eines Patienten mit Vorhofflimmern ist ein umfassender Prozess, der die Erhebung einer detaillierten Krankengeschichte, eine gründliche körperliche Untersuchung und die Durchführung verschiedener Diagnosetests erfordert. Dieser Ansatz garantiert, dass alle möglichen beitragenden Faktoren und zugrunde liegenden Erkrankungen erkannt werden, sodass ein maßgeschneiderter und effizienter Behandlungsplan erstellt werden kann. Ein umfassendes Verständnis des Zustands jedes Patienten ist unerlässlich, um bei der Behandlung von Vorhofflimmern die bestmöglichen Ergebnisse zu erzielen .

KAPITEL 4

Behandlungsmöglichkeiten für Vorhofflimmern

A. Anpassungen des Lebensstils

Um Vorhofflimmern (AFib) in den Griff zu bekommen, ist es entscheidend, Ihren Lebensstil zu ändern. Die Umsetzung dieser Änderungen kann die Häufigkeit und Intensität von AFib- Episoden deutlich verringern und so insgesamt zu einer verbesserten Herzgesundheit führen. Wichtige Bereiche, die Sie berücksichtigen sollten, sind eine gesunde Ernährung, regelmäßige körperliche Aktivität und ein effektiver Umgang mit Stress.

1. Gesunde Essgewohnheiten

a. Befolgen einer herzgesunden Ernährung (z. B. DASH-Diät)
Eine Ernährung, die die Herzgesundheit fördert, ist wichtig, um Vorhofflimmern in den Griff zu bekommen und Ihr Herz-Kreislauf-System in Form zu halten. Einer der am meisten geschätzten Ernährungsansätze ist die DASH-Diät (Dietary Approaches to Stop Hypertension), die für ihre Fähigkeit bekannt ist, den Blutdruck zu senken und

Risikofaktoren zu verringern, die mit der Herzgesundheit in Zusammenhang stehen.

Wesentliche Elemente einer Ernährung, die die Herzgesundheit fördert:

- Gesunde Ernährung: Es wird empfohlen, in Ihre täglichen Mahlzeiten reichlich Obst und Gemüse einzubauen, wobei mindestens 4-5 Portionen pro Tag angestrebt werden sollten. Diese Lebensmittel enthalten wichtige Nährstoffe, die ein gesundes Herz fördern und bei der Gewichtskontrolle helfen.
- Die Aufnahme von Vollkornprodukten in Ihre Ernährung kann zahlreiche gesundheitliche Vorteile haben. Nehmen Sie Vollkornprodukte wie Hafer, braunen Reis, Vollkornweizen und Quinoa in Ihre Ernährung auf. Vollkornprodukte sind eine großartige Ergänzung Ihrer Ernährung, da sie reich an Ballaststoffen sind und den Cholesterinspiegel senken können.
- Entscheiden Sie sich für magere Proteine: Entscheiden Sie sich für magere Proteinquellen wie Hühnchen, Fisch, Bohnen, Hülsenfrüchte und fettarme Milchprodukte. Lachs und Makrele sind eine ausgezeichnete Wahl für eine gesunde Ernährung. Ihr hoher Gehalt an Omega-3-Fettsäuren kann

dazu beitragen, Entzündungen zu reduzieren und ein gesundes Herz zu fördern.

- Herzgesunde Fette: Wählen Sie herzgesunde Fette, die in Olivenöl, Avocados, Nüssen und Samen enthalten sind. Diese Fette wirken sich nachweislich positiv auf den Cholesterinspiegel aus, senken das schlechte Cholesterin (LDL) und erhöhen das gute Cholesterin (HDL).
- Reduzierter Natriumkonsum: Achten Sie auf Ihre Natriumaufnahme, um Ihren Blutdruck zu senken und das Risiko von Vorhofflimmern zu minimieren . Für Personen mit hohem Blutdruck empfiehlt die DASH-Diät, die Natriumaufnahme auf 2.300 mg pro Tag zu begrenzen, wobei das optimale Ziel 1.500 mg pro Tag ist.
- Begrenzen Sie zugesetzten Zucker: Reduzieren Sie den Konsum von Nahrungsmitteln und Getränken, die große Mengen zugesetzten Zuckers enthalten, wie zuckerhaltige Getränke, Süßigkeiten und Desserts. Übermäßiger Zuckerkonsum kann zu Gewichtszunahme und zur Entwicklung von Diabetes führen, was wiederum das Risiko erhöht, an Vorhofflimmern zu erkranken .
- Alkohol in Maßen genießen: Es wird empfohlen, den Alkoholkonsum zu mäßigen. Frauen wird geraten, sich auf ein Getränk pro Tag und Männern auf

zwei Getränke pro Tag zu beschränken. Übermäßiger Alkoholkonsum kann möglicherweise Vorhofflimmern auslösen und zu verschiedenen Herz-Kreislauf-Problemen beitragen.

Eine gesunde Ernährung umsetzen: Bei einer gesunden Ernährung liegt der Schwerpunkt auf nährstoffreichen Lebensmitteln und der Aufrechterhaltung der Ausgewogenheit. Hier ist ein typischer Tagesablauf:
- Frühstück: Genießen Sie eine nahrhafte Schüssel Haferbrei, garniert mit einer köstlichen Auswahl frischer Beeren und einer Prise knackiger Nüsse. Begleiten Sie diese gesunde Mahlzeit mit einem erfrischenden Glas fettarmer Milch.
- Mittagessen: Genießen Sie einen erfrischenden Salat aus verschiedenen frischen Blattsalaten, saftigen Kirschtomaten, knackigen Gurken, zartem gegrilltem Hähnchen und einem leichten Dressing aus Olivenöl und Zitronensaft.
- Snack: Genießen Sie eine nahrhafte Kombination aus einem frischen Apfel und einer kleinen Portion Mandeln.
- Abendessen: Genießen Sie eine köstliche Mahlzeit mit gegrilltem Lachs, Quinoa und gedünstetem Brokkoli.
- Dessert: Genießen Sie eine köstliche Schale mit gemischtem Obst.

b. Begrenzung des Konsums von Koffein
und Alkohol
Viele Menschen stellen fest, dass Koffein
und Alkohol Vorhofflimmern auslösen
können . Die Regulierung des Konsums
dieser Substanzen kann dazu beitragen,
das Auftreten von Vorhofflimmern-
Episoden zu verringern.

Koffein:
Bei Personen mit Vorhofflimmern kann es
notwendig sein, ihre Koffeinaufnahme
genau zu überwachen, obwohl ein
mäßiger Konsum (bis zu 400 mg pro Tag,
entspricht etwa 4 Tassen gebrühtem
Kaffee) für die meisten Menschen als
unbedenklich gilt. Bestimmten Studien
zufolge kann der Konsum von zu viel
Koffein das Risiko für
Herzrhythmusstörungen erhöhen. Bei
den meisten Personen scheint ein
mäßiger Koffeinkonsum jedoch keine
nennenswerten negativen Auswirkungen
auf den Herzrhythmus zu haben.

Alkohol:
Übermäßiger Alkoholkonsum,
insbesondere in großen Mengen oder
während Saufgelagen, ist allgemein als
häufiger Auslöser von Vorhofflimmern
bekannt. Für Personen, die anfällig für
Vorhofflimmern sind, kann es von Vorteil
sein, den Alkoholkonsum zu reduzieren
oder ganz darauf zu verzichten. Für

Personen, die sich für den
Alkoholkonsum entscheiden, ist es
wichtig, Mäßigung zu üben:
- Für Männer wird empfohlen, den
Alkoholkonsum auf maximal zwei
Getränke pro Tag zu beschränken.
- Damen: Es wird empfohlen, den
Alkoholkonsum auf ein Getränk pro Tag
zu beschränken.

2. Aktiv bleiben

Vorhofflimmern in den Griff zu
bekommen und Ihre Herzgesundheit zu
verbessern. Regelmäßige Bewegung ist
vorteilhaft, um ein gesundes Gewicht zu
halten, den Blutdruck zu senken und die
Herzfunktion zu verbessern.

a. Empfehlungen für das Training
Wenn es um Bewegung geht, ist es
wichtig, den allgemeinen
Gesundheitszustand und Fitnesszustand
der Person zu berücksichtigen. Hier sind
einige allgemeine Richtlinien, die Sie
beachten sollten:
Aerobic-Übungen: – Wie oft: Streben Sie
an, jede Woche mindestens 150 Minuten
Aerobic-Übungen mittlerer Intensität,
etwa zügiges Gehen, Radfahren oder
Schwimmen, oder 75 Minuten Aerobic-
Übungen hoher Intensität, etwa Laufen
oder Aerobic, zu absolvieren.

- Intensitätsstufe: Bei mäßig intensiver körperlicher Betätigung steigen Ihre Herzfrequenz und Ihre Atmung, während Sie sich noch immer bequem unterhalten können. Bei intensiver körperlicher Betätigung wird Ihre Atmung schneller und intensiver, während Ihre Herzfrequenz deutlich ansteigt.

Krafttraining: – Häufigkeit: Integrieren Sie mindestens zweimal pro Woche Krafttrainingsübungen in Ihren Alltag.
- Workouts: Konzentrieren Sie sich auf die großen Muskelgruppen wie Beine, Hüften, Rücken, Bauch, Brust, Schultern und Arme. Einige Beispiele für Übungen, die Sie ausprobieren können, sind Gewichtheben, Übungen mit Widerstandsbändern und Übungen mit dem eigenen Körpergewicht wie Liegestütze und Kniebeugen.

Anpassungsfähigkeit und Harmonie: - Aktivitäten: Nehmen Sie Übungen in Anspruch, die die Flexibilität und das Gleichgewicht verbessern, wie Yoga, Pilates oder Tai Chi. Die Teilnahme an diesen Aktivitäten kann auch zu einem Gefühl der Ruhe beitragen und den allgemeinen Gemütszustand verbessern.

b. Gewichtskontrolle
Um das Risiko von Vorhofflimmern und anderen Herzproblemen zu senken, ist es

wichtig, ein gesundes Gewicht zu halten. Vorhofflimmern wird oft mit Fettleibigkeit in Verbindung gebracht, da es mit Bluthochdruck, Schlafapnoe und verschiedenen Stoffwechselstörungen in Zusammenhang steht.

Tipps zur Gewichtskontrolle: - Gesunde Ernährung: Achten Sie auf eine ausgewogene Ernährung, die die Herzgesundheit fördert, und legen Sie Wert auf Portionskontrolle und nährstoffreiche Lebensmittel.
- Bleiben Sie aktiv: Achten Sie darauf, wie empfohlen regelmäßig körperliche Aktivität in Ihren Alltag einzubauen.
- Anpassungen des Lebensstils: Gewöhnen Sie sich gesündere Essgewohnheiten an, beispielsweise durch bewusstes Essen, die Vermeidung von emotionalem Essen und die Planung von Mahlzeiten und Snacks, um übermäßigen Konsum zu vermeiden.
- Expertenrat: Es kann hilfreich sein, sich von medizinischem Fachpersonal beraten zu lassen, beispielsweise von einem staatlich anerkannten Ernährungsberater oder Fitnesstrainer, der Ihnen bei der Erstellung eines individuellen Gewichtsmanagementplans helfen kann.

3. Stress bewältigen

Stressmanagement kann eine wichtige Rolle bei der Minimierung der Häufigkeit und Intensität von Vorhofflimmern-Episoden spielen. Langfristiger Stress kann auch zu anderen Risikofaktoren für die Herzgesundheit beitragen, wie Bluthochdruck und ungesunde Essgewohnheiten.

a. Verschiedene Techniken (z. B. Yoga, Meditation)
Es gibt eine Reihe von Stressbewältigungstechniken, die für Personen mit Vorhofflimmern hilfreich sein können :

Yoga:
Yoga ist eine ganzheitliche Praxis, die verschiedene Körperhaltungen, Atemübungen und Meditationstechniken umfasst, um Ihnen beim Entspannen und Stressabbau zu helfen. Regelmäßige Yoga-Übungen haben nachweislich positive Auswirkungen auf die Herz-Kreislauf-Gesundheit, lindern Angstgefühle und fördern das allgemeine Wohlbefinden.

Achtsamkeitspraxis:
Bei der Meditation geht es darum, den Geist zu zentrieren und alle Störungen zu beseitigen, um einen Zustand der Ruhe und geistigen Schärfe zu erreichen. Das Üben von Techniken wie

Achtsamkeitsmeditation, geführter
Imagination und transzendentaler
Meditation kann hilfreich sein, um Stress
zu bewältigen und ein gesundes Herz zu
fördern.

Entspannungstechniken:
Durch das Ausüben von Atemübungen
wie Zwerchfellatmung oder schrittweiser
Atmung kann die Entspannungsreaktion
des Körpers wirksam ausgelöst werden,
was zu Stressabbau und einer Senkung
der Herzfrequenz führt.

Progressive Muskelentspannung:
Bei dieser Methode werden verschiedene
Muskelgruppen im Körper angespannt
und wieder entspannt, um körperliche
Anspannung zu lösen und einen Zustand
der Entspannung herbeizuführen.

Biofeedback:
Elektronische Geräte können beim
Biofeedback eingesetzt werden, um
Personen dabei zu helfen, die Kontrolle
über physiologische Funktionen wie
Herzfrequenz, Muskelspannung und
Atmung zu erlangen. Dies kann
besonders hilfreich sein, um mit Stress
umzugehen und die mit Vorhofflimmern
verbundenen Symptome zu lindern .

Kognitive Verhaltenstherapie (CBT):

Die kognitive Verhaltenstherapie ist eine Therapieform, die Menschen dabei hilft, nicht hilfreiche Denkmuster und Verhaltensweisen, die zu Stress beitragen, zu erkennen und zu ändern. Die kognitive Verhaltenstherapie hat sich als sehr wirksam erwiesen, um Ängste abzubauen und die Stressbewältigungsfähigkeiten zu verbessern.

b. Die Bedeutung von ausreichend Schlaf
Ausreichend Schlaf ist für die Erhaltung einer guten Gesundheit und des Wohlbefindens entscheidend, wozu auch die Pflege Ihres Herzens gehört. Unzureichender Schlaf oder schlechte Schlafqualität können negative Auswirkungen auf den Körper haben und möglicherweise zu Vorhofflimmern führen . Dies liegt daran, dass Schlafmangel den Stresspegel erhöhen, den Blutdruck steigern und Entzündungen verursachen kann.

Aufrechterhaltung einer gesunden Schlafroutine: - Etablieren Sie einen regelmäßigen Schlafrhythmus: Machen Sie es sich zur Gewohnheit, jeden Tag, auch am Wochenende, zu gleichbleibenden Zeiten ins Bett zu gehen und aufzustehen.
- Optimale Schlafumgebung: Schaffen Sie eine ideale Schlafumgebung, indem

Sie sicherstellen, dass das Schlafzimmer kühl, dunkel und ruhig ist. Sorgen Sie dafür, dass Ihre Schlafumgebung für Komfort optimiert ist.

- Minimieren Sie den Konsum von Stimulanzien: Am besten verzichten Sie vor dem Schlafengehen auf Koffein, Nikotin und Alkohol, da diese Ihren Schlafrhythmus stören können.

- Entspannungsroutine: Integrieren Sie eine Entspannungsroutine vor dem Schlafengehen in Ihren Tagesablauf. Denken Sie an Aktivitäten wie Lesen, ein warmes Bad oder Entspannungstechniken wie tiefes Atmen oder Meditation.

- Elektronische Geräte: Es ist wichtig, vor dem Schlafengehen auf die Bildschirmzeit zu achten. Das blaue Licht von Geräten wie Smartphones , Tablets und Computern kann die Produktion des Schlafhormons Melatonin stören.

- Körperliche Aktivität: Integrieren Sie regelmäßige körperliche Aktivität in Ihren Tagesablauf, achten Sie jedoch darauf, intensive körperliche Betätigung in den Stunden vor dem Schlafengehen zu vermeiden.

Umgang mit Schlafstörungen:
Es ist nicht ungewöhnlich, dass Personen mit Vorhofflimmern an Erkrankungen wie Schlafapnoe leiden, die den Zustand verschlimmern können. Wenn

Schlafapnoe vermutet wird, kann eine Schlafstudie empfohlen werden, und Behandlungen wie eine CPAP-Therapie (Continuous Positive Airway Pressure) können hilfreich sein.

Um Vorhofflimmern in den Griff zu bekommen , ist es entscheidend, den eigenen Lebensstil zu ändern. Durch bestimmte Lebensstilentscheidungen kann man die Herzgesundheit deutlich verbessern und das Auftreten und die Intensität von Vorhofflimmerepisoden minimieren . Zu diesen Entscheidungen gehören eine herzgesunde Ernährung, regelmäßige körperliche Betätigung, ein gesundes Körpergewicht, Stressbewältigung und ausreichend Schlaf. Die Umsetzung dieser Änderungen hilft nicht nur bei der Behandlung von Vorhofflimmern , sondern steigert auch das allgemeine Wohlbefinden und die Lebensqualität. Eine erfolgreiche Lebensstiländerung erfordert einen umfassenden Ansatz, der persönliche Vorlieben, Gewohnheiten und Gesundheitszustände berücksichtigt, und profitiert häufig von der Expertise und Unterstützung eines Fachmanns.

Medikamente
Medikamente spielen bei der Behandlung von Vorhofflimmern (AFib) eine entscheidende Rolle. Ihr Ziel besteht

darin, die Herzfrequenz zu regulieren, einen regelmäßigen Rhythmus zu etablieren und aufrechtzuerhalten und das Schlaganfallrisiko zu senken. Die Wahl der Medikamente richtet sich nach dem Gesundheitszustand des Patienten, der spezifischen Art und Schwere des AFib sowie nach eventuell vorhandenen anderen Erkrankungen. Es gibt verschiedene Arten von Medikamenten zur Behandlung von AFib , darunter auch solche, die helfen, die Herzfrequenz zu kontrollieren, einen normalen Herzrhythmus aufrechtzuerhalten und Blutgerinnseln vorzubeugen.

1. Kontrolle der Herzfrequenz

Die Kontrolle der Herzfrequenz ist ein wichtiger Teil der Behandlung von Vorhofflimmern . Ziel ist es, die Herzfrequenz zu verlangsamen und Symptome und mögliche Komplikationen zu minimieren. Dieser Ansatz garantiert zwar keine vollständige Wiederherstellung des normalen Herzrhythmus, trägt jedoch dazu bei, eine sicherere Herzfrequenz aufrechtzuerhalten.

a. Medikamente für die Herzgesundheit

Viele Ärzte verschreiben häufig Betablocker, um die Herzfrequenz von

Patienten mit Vorhofflimmern zu regulieren . Sie wirken, indem sie die Wirkung von Adrenalin auf das Herz hemmen, was zu einer Senkung der Herzfrequenz und einer Verringerung der Kontraktionsstärke führt.

Beliebte Betablocker: - Metoprolol : Kommt mit sofortiger Wirkstofffreisetzung (Metoprolol Tartrat) und Retardtabletten (Metoprolol In der Form von Natriumsuccinat wird es häufig zur Regulierung der Herzfrequenz bei Patienten mit Vorhofflimmern verschrieben .
- Atenolol : Ein weiterer Betablocker, der die Herzfrequenz wirksam kontrolliert.
- Carvedilol : Dieser Betablocker ist aufgrund seiner Alpha-blockierenden Eigenschaften besonders nützlich für Patienten mit Herzinsuffizienz und Vorhofflimmern .
- Propranolol wird bei Vorhofflimmern nicht häufig eingesetzt , kann in bestimmten Situationen jedoch wirksam sein.

Wirkungsweise: Betablocker wirken, indem sie die Weiterleitung elektrischer Signale durch den Atrioventrikularknoten (AV-Knoten) verlangsamen, der die Impulsübertragung von den Vorhöfen zu den Herzkammern steuert, was zu einer Verringerung der Herzfrequenz führt.

Vorteile: - Zeigt Wirksamkeit bei der Kontrolle der Herzfrequenz in Ruhe und bei körperlicher Belastung.
- Kann helfen, Symptome wie Herzklopfen, Müdigkeit und Atembeschwerden zu lindern.
- Nützlich für Personen, die gleichzeitig an Bluthochdruck, ischämischer Herzkrankheit oder Herzinsuffizienz leiden.

Mögliche Nebenwirkungen:
- Bradykardie (abnorm langsamer Herzschlag)
- Niedriger Blutdruck (Hypotonie) Ich fühle mich in letzter Zeit müde und benommen.
- Verschlimmerung von Asthma oder chronisch obstruktiver Lungenerkrankung (COPD)

b. Medikamente, die Kalziumkanäle blockieren

Eine weitere Möglichkeit zur Frequenzkontrolle bei Vorhofflimmern ist die Verwendung von Kalziumkanalblockern, insbesondere der Nicht- Dihydropyridin- Gruppe. Diese Medikamente wirken, indem sie den Eintritt von Kalziumionen in die Herzzellen verringern, was zu einer

Verringerung der elektrischen Leitung durch den AV-Knoten führt.

Häufig verschriebene Kalziumkanalblocker: - Diltiazem : Wird häufig in seiner Form mit verlängerter Wirkstofffreisetzung verschrieben, um eine gleichmäßigere Frequenzkontrolle zu gewährleisten.
- Verapamil : Wird sowohl in Varianten mit sofortiger als auch mit verlängerter Freisetzung angeboten und ist äußerst wirksam bei der Regulierung der Herzfrequenz.

Wie es funktioniert:
Diese Medikamente wirken, indem sie Kalziumkanäle hemmen, was zu einer Verringerung der Kontraktionsfähigkeit des Herzens führt und die Leitungsgeschwindigkeit durch den AV-Knoten verlangsamt, was letztendlich zu einer niedrigeren Herzfrequenz führt.

Vorteile: – Zeigt Wirksamkeit bei der Regulierung der Herzfrequenz sowohl im Ruhezustand als auch bei körperlicher Aktivität. – Geeignet für Personen, die Probleme mit Betablockern haben.
- Lindert Symptome, die mit Vorhofflimmern in Zusammenhang stehen , wie Herzklopfen und Müdigkeit.

Mögliche Nebenwirkungen:

- Bradykardie - Hypotonie - Verstopfung (insbesondere bei Verapamil) - Verschlechterung einer Herzinsuffizienz bei bestimmten Patienten

2. Steuerung des Herzrhythmus

Vorhofflimmern einen regelmäßigen Herzrhythmus (Sinusrhythmus) zu etablieren und aufrechtzuerhalten . Dieser Ansatz kann erhebliche Vorteile bringen, indem er die Symptome lindert und das allgemeine Wohlbefinden verbessert. Die Rhythmuskontrolle wird normalerweise durch die Verwendung von Antiarrhythmika erreicht .

a. Medikamente gegen Herzrhythmusstörungen

Es können Medikamente verschrieben werden, die dabei helfen, einen normalen Herzrhythmus wiederherzustellen und aufrechtzuerhalten. Diese Medikamente werden nach ihrer Wirkungsweise gemäß der Vaughan-Williams-Klassifikation kategorisiert.

Klasse I: Natriumkanalblocker – Flecainid : Wird sowohl zur Kardioversion als auch zur Aufrechterhaltung des Sinusrhythmus verschrieben. Es hemmt die Reizleitung, indem es die Natriumkanäle blockiert.

- Propafenon : Wie Flecainid ist es hochwirksam bei der Regulierung des Herzrhythmus und besitzt außerdem bestimmte Betablocker-Eigenschaften.

Klasse III: Kaliumkanalblocker –
Amiodaron : Dieses Medikament gilt als hochwirksam bei der Behandlung von Herzrhythmusstörungen. Es kann mehrere Ionenkanäle blockieren und hat sogar eine Betablocker-Wirkung. Es wird sowohl zur Kardioversion als auch zur langfristigen Rhythmuserhaltung eingesetzt.
- Sotalol : Kombiniert die Wirkung eines Betablockers und eines Kaliumkanalblockers. Wird verschrieben, um den Herzrhythmus zu regulieren.
- Dofetilid : Es blockiert wirksam Kaliumkanäle und wird sowohl zur Kardioversion als auch zur Aufrechterhaltung des Sinusrhythmus verschrieben. Aufgrund des potenziellen Risikos einer Proarrhythmie ist zur Einleitung der Behandlung eine stationäre Aufnahme erforderlich .
- Dronedaron : Hat eine ähnliche Struktur wie Amiodaron , hat aber weniger Nebenwirkungen. Wird verschrieben, um den Herzrhythmus zu regulieren und zu stabilisieren.

Wie es funktioniert:

Medikamente zur Behandlung von Herzrhythmusstörungen wirken, indem sie die elektrischen Eigenschaften der Herzzellen verändern. Dadurch wird das Auftreten der mit Vorhofflimmern verbundenen anormalen elektrischen Aktivität verringert . Sie wirken, indem sie die Aktivität der Ionenkanäle verändern, was sich auf die Länge des Aktionspotentials und die Refraktärzeit der Herzzellen auswirkt.

Vorteile: - Stellt den normalen Herzrhythmus wieder her und lindert Symptome wie Herzklopfen, Müdigkeit und Atembeschwerden.
- Verbessert die Trainingsleistung und das allgemeine Wohlbefinden.
- Hilft, das Risiko erneuter Vorhofflimmer -Episoden zu verringern.

Mögliche Nebenwirkungen: - Potenzial für Proarrhythmie (Entwicklung oder Verschlechterung von Herzrhythmusstörungen)
- Langsamer Herzschlag
- Niedriger Blutdruck - Bestimmte Medikamente können bestimmte Nebenwirkungen verursachen (wie Lungen- und Schilddrüsenprobleme bei Amiodaron und Magenprobleme bei Dronedaron)

Überwachung:

Bei Patienten, die Antiarrhythmika einnehmen, ist eine regelmäßige Überwachung erforderlich, um ihr Wohlbefinden sicherzustellen und mögliche Nebenwirkungen oder Wechselwirkungen zu vermeiden. Regelmäßige EKGs sind erforderlich, um mögliche Herzrhythmusstörungen festzustellen, und Blutuntersuchungen werden durchgeführt, um die Leber-, Schilddrüsen- und Nierenfunktion zu beurteilen, insbesondere bei der Einnahme von Amiodaron .

3. Behandlung mit Antikoagulationsmedikamenten

Eine der größten Sorgen bei Vorhofflimmern ist die mögliche Bildung von Blutgerinnseln in den Vorhöfen, die einen Schlaganfall zur Folge haben können. Um thromboembolische Ereignisse bei Personen mit Vorhofflimmern wirksam zu verhindern, muss die Antikoagulationstherapie priorisiert werden .

ein. Warfarin

Warfarin ist ein Vitamin-K-Antagonist, der seit langem häufig eingesetzt wird, um das Schlaganfallrisiko bei Personen mit Vorhofflimmern zu senken . Es wirkt, indem es die Produktion von Gerinnungsfaktoren blockiert, die auf

Vitamin K angewiesen sind, was letztlich die Gerinnungsfähigkeit des Blutes verringert.

Wie es funktioniert:
Warfarin hemmt die Funktion eines wichtigen Enzyms, das an der Produktion bestimmter Gerinnungsfaktoren beteiligt ist. Dadurch verringert sich die Gerinnungsfähigkeit des Blutes.

Vorteile: – Nachweislich hochwirksam bei der Reduzierung des Schlaganfallrisikos und anderer thromboembolischer Ereignisse bei Patienten mit Vorhofflimmern . – Allgemein anerkannt und durch umfangreiche klinische Daten gestützt, mit einer langen Geschichte erfolgreicher Anwendung.

Herausforderungen: - Überwachung: Regelmäßige Blutuntersuchungen sind notwendig, um sicherzustellen, dass die Gerinnungsneigung des Blutes im therapeutischen Bereich bleibt (normalerweise INR 2,0-3,0). Eine regelmäßige Überwachung ist aufgrund des erforderlichen empfindlichen Gleichgewichts unerlässlich.
- Diätetische Einschränkungen: Es ist wichtig, dass die Patienten regelmäßig Vitamin K zu sich nehmen, das in grünem Blattgemüse enthalten ist, um

Veränderungen ihres INR-Spiegels vorzubeugen.
- Mögliche Wechselwirkungen mit Medikamenten: Aufgrund möglicher Wechselwirkungen zwischen Warfarin und verschiedenen Medikamenten ist die Kontrolle und Anpassung der Dosierung von entscheidender Bedeutung.

Mögliche Nebenwirkungen: – Blutungskomplikationen in unterschiedlicher Schwere.
- Hautnekrose und Purple-Toe-Syndrom kommen selten vor.
- Aufgrund möglicher Risiken während der Schwangerschaft nicht empfohlen.

b. DOACs: Ein genauerer Blick

aufgrund ihrer konsistenten Pharmakokinetik und Benutzerfreundlichkeit zunehmender Beliebtheit bei der Schlaganfallprävention bei AFib . Es stehen verschiedene Arten von Medikamenten zur Verfügung, z. B. direkte Thrombininhibitoren und Faktor - Xa- Inhibitoren.

Gängige DOACs: - Dabigatran : Ein Medikament, das Thrombin direkt hemmt.
- Rivaroxaban , Apixaban , Edoxaban : Faktor- Xa- Hemmer.

Wirkungsweise: - Dabigatran : Blockiert die Wirkung von Thrombin, einem wichtigen Enzym für die Blutgerinnung, und verhindert so die Bildung von Fibrin, einem für die Blutgerinnung notwendigen Protein.
- Diese Medikamente wirken, indem sie ein wichtiges Enzym blockieren, das am Blutgerinnungsprozess beteiligt ist und für die Umwandlung von Prothrombin in Thrombin notwendig ist. Dadurch stören sie den normalen Ablauf der Blutgerinnselbildung.

Vorteile: - Gleichbleibende Dosierung: DOACs machen eine regelmäßige Überwachung oder Dosierungsanpassung auf Grundlage des INR-Werts überflüssig. Warfarin besteht eine geringere Wahrscheinlichkeit von Wechselwirkungen mit Medikamenten und Nahrungsmittelfaktoren .
- Sie zeichnen sich durch eine schnelle Einleitung und Beendigung aus, was sich in bestimmten medizinischen Situationen als vorteilhaft erweist.

Mögliche Nebenwirkungen: – Blutungskomplikationen, die denen bei der Einnahme von Warfarin ähneln können .
Dabigatran häufiger beobachtet .
- Es besteht die Möglichkeit, dass medikamentenspezifische

Nebenwirkungen auftreten, wie z. B. Dyspepsie bei Dabigatran .

Wichtige zu berücksichtigende Faktoren:
- Nierenfunktion: Bei der Verschreibung dieser Medikamente ist es wichtig, die Nierenfunktion zu berücksichtigen, da DOACs teilweise über die Nieren ausgeschieden werden. Bei Patienten mit Nierenfunktionsstörungen kann eine Dosisanpassung erforderlich sein.
- Medikamente, die die Wirkung bestimmter Medikamente aufheben können: Es gibt spezielle Gegenmittel, die für bestimmte DOACs verwendet werden können. Diese Mittel, wie Idarucizumab für Dabigatran und Andexanet alfa für Faktor -Xa -Hemmer kann in Situationen mit starken Blutungen oder Notoperationen sehr hilfreich sein.

Die Behandlungsmöglichkeiten zur Behandlung von Vorhofflimmern sind unterschiedlich und werden individuell an die speziellen Bedürfnisse jedes Patienten angepasst. Medikamente zur Kontrolle der Herzfrequenz, wie Betablocker und Kalziumkanalblocker, sind wichtig, um sicherzustellen, dass die Herzfrequenz in einem sicheren Bereich bleibt. Antiarrhythmika hingegen werden eingesetzt, um einen normalen Herzrhythmus wiederherzustellen und

aufrechtzuerhalten. Eine
Antikoagulationstherapie, zu der
Warfarin und DOACs gehören, ist wichtig,
um Schlaganfälle, eine schwere
Komplikation von Vorhofflimmern, zu
verhindern . Bei der
Medikamentenauswahl werden der
allgemeine Gesundheitszustand des
Patienten, die Art des Vorhofflimmerns
und mögliche Risikofaktoren sorgfältig
untersucht. Das wichtigste Ziel besteht
darin, ein Gleichgewicht zwischen
Wirksamkeit und Sicherheit zu finden. Es
ist wichtig, die Patienten regelmäßig zu
überwachen und aufzuklären, um die
bestmöglichen Ergebnisse zu erzielen
und mögliche Risiken im Zusammenhang
mit diesen Medikamenten zu minimieren.

KAPITEL 5

Erweiterte
Behandlungsmöglichkeiten

Bei Personen mit Vorhofflimmern (AFib),
bei denen eine Änderung des Lebensstils
und Medikamente keine
zufriedenstellenden Ergebnisse erzielen,
können fortgeschrittenere
Behandlungsoptionen erforderlich sein.
Es stehen verschiedene Optionen zur
Verfügung, wie z. B. elektrische
Kardioversion , Katheterablation,
chirurgische Eingriffe und Gerätetherapie.
Patienten und ihre Ärzte müssen die
spezifischen Indikationen, Vorteile und
potenziellen Risiken jedes Ansatzes
sorgfältig abwägen.

A. Elektrische Kardioversion

1. Überblick über das Verfahren
Die elektrische Kardioversion ist ein
Verfahren, das bei Patienten mit
Vorhofflimmern hilft, den normalen
Herzrhythmus wiederherzustellen . Bei
dieser Technik wird dem Herzen über
Elektroden auf der Brust ein geregelter
elektrischer Schock verabreicht. Der
Schock stellt das elektrische System des
Herzens wieder her und führt einen
unregelmäßigen Rhythmus (

Vorhofflimmern) in einen normalen Sinusrhythmus zurück.

Verfahrensschritte: - Vorbereitung: Normalerweise wird den Patienten ein Beruhigungsmittel verabreicht, damit sie sich während des Eingriffs wohl fühlen. Um das Risiko eines Schlaganfalls zu minimieren, kann es notwendig sein, vor und nach dem Eingriff Blutverdünner zu verabreichen.
- Richtige Platzierung der Elektroden: Elektrodenpads werden sorgfältig auf der Brust und gelegentlich auf dem Rücken positioniert.
- Schockabgabe: Ein synchronisierter Schock wird mithilfe eines Defibrillators verabreicht. Der Schock wird sorgfältig mit dem QRS-Komplex im EKG synchronisiert, um das Auftreten von Kammerflimmern zu verhindern.
- Genaue Überwachung: Nach dem Schock werden der Herzrhythmus und die Vitalfunktionen des Patienten sorgfältig beobachtet, um sicherzustellen, dass sich ein stabiler Sinusrhythmus einstellt und aufrechterhalten wird.

2. Mögliche Gefahren und Vorteile

Vorteile: - Schnelle Wiederherstellung des Sinusrhythmus: Durch elektrische Kardioversion kann der normale Herzrhythmus rasch wiederhergestellt

werden und so eine sofortige Linderung
der Symptome erreicht werden.
- Verbesserung der Symptome:
Patienten bemerken häufig eine deutliche
Linderung von Symptomen wie
Herzklopfen, Kurzatmigkeit und
Müdigkeit.
- Möglichkeit einer geringeren
Abhängigkeit von Medikamenten: Eine
wirksame Kardioversion kann
möglicherweise die Abhängigkeit von
Antiarrhythmika verringern .

Potentielle Risiken: - Möglichkeit eines
erneuten Vorhofflimmerns: Es ist wichtig,
sich darüber im Klaren zu sein, dass die
Möglichkeit eines erneuten
Vorhofflimmerns besteht, das
möglicherweise eine weitere
Kardioversion oder zusätzliche
Behandlungen erforderlich macht.
- Schlaganfallrisiko: Trotz der Einnahme
von Blutverdünnern besteht weiterhin
eine geringe Möglichkeit eines
Schlaganfalls, insbesondere in Fällen, in
denen beim Patienten Blutgerinnsel nicht
diagnostiziert wurden.
- Arrhythmie: Es besteht eine geringe
Wahrscheinlichkeit, dass zusätzliche
unregelmäßige Herzrhythmen wie
Kammerflimmern verursacht werden.
- Hautverbrennungen: Durch den
Stromschlag können im Bereich der

Elektrodenanbringung leichte Verbrennungen auftreten.

B. Katheterablation

1. Gründe für das Verfahren und Einzelheiten des Verfahrens
Die Katheterablation ist ein Verfahren, mit dem Vorhofflimmern wirksam behandelt werden kann. Dabei werden gezielt die Bereiche des Herzgewebes behandelt, die für die Erzeugung abnormaler elektrischer Signale verantwortlich sind. Sie wird normalerweise Patienten empfohlen, bei denen Medikamente keine Besserung bewirken oder bei denen häufig symptomatische Vorhofflimmerepisoden auftreten .

Indikationen: - Symptomatisches paroxysmales oder anhaltendes Vorhofflimmern : Insbesondere bei Patienten, die nicht gut auf Medikamente ansprechen und zusätzliche Behandlungsmöglichkeiten benötigen. Antiarrhythmika nicht positiv reagiert haben oder diese nicht vertragen .
- Jüngere Patienten: Personen, die möglicherweise von einer dauerhafteren Lösung profitieren könnten, um langfristig nicht auf Medikamente angewiesen zu sein.

Verfahrensschritte: - Vorbereitung: Den Patienten wird möglicherweise geraten, bestimmte Medikamente abzusetzen, und sie erhalten Antikoagulanzien. Eine Anästhesie wird verabreicht, um eine Sedierung oder allgemeine Bewusstlosigkeit herbeizuführen.
- Einführen der Katheter: Mithilfe einer Röntgendurchleuchtung werden die Katheter vorsichtig über eine Vene in der Leiste in das Herz eingeführt.
- Kartierung: Die elektrophysiologische Kartierung hilft bei der Identifizierung der spezifischen Regionen mit unregelmäßiger elektrischer Aktivität.
- Ablation: Die Zielbereiche des Herzgewebes, insbesondere um die Lungenvenen herum, wo Vorhofflimmern oft entsteht, können mittels Radiofrequenzenergie oder Kryotherapie zerstört werden .
- Überwachung nach dem Eingriff: Die Patienten werden sorgfältig beobachtet, um mögliche Komplikationen zu erkennen und sicherzustellen, dass der Herzrhythmus stabil bleibt.

2. Erfolgsraten und mögliche Komplikationen

Erfolgsraten: - Sofortige Ergebnisse: Bei paroxysmalem Vorhofflimmern liegt die Erfolgsrate für das Erreichen eines initialen Sinusrhythmus bei ca. 70-80 %.

Bei anhaltendem Vorhofflimmern liegt die Erfolgsrate bei ca. 50-60 %.
- Erzielen dauerhafter Ergebnisse: Die Rezidivrate kann beträchtlich sein und zusätzliche Eingriffe können erforderlich sein. Die langfristigen Erfolgsraten können nach mehreren Eingriffen zwischen 60 und 80 % variieren.

Mögliche Komplikationen: - Risiko von Blutungen und Gefäßkomplikationen: Mögliche Probleme im Zusammenhang mit der Einführung des Katheters.
- Schwerwiegende Komplikation: Flüssigkeitsansammlung um das Herz.
- Verengung der Lungenvenen: Diese Erkrankung kann Symptome wie Kurzatmigkeit verursachen.
- Mögliche Komplikation: Obwohl selten, besteht ein ernstes Risiko einer Speiseröhrenverletzung, die zur Entwicklung einer atrioösophagealen Fistel führen kann.
- Schlaganfall: Obwohl es selten vorkommt, besteht eine geringe Möglichkeit, dass Sie während des Eingriffs einen Schlaganfall erleiden.
- Während des Eingriffs können andere Herzrhythmusstörungen auftreten.

Chirurgische Optionen

1. Labyrinth-Verfahren

Das Maze-Verfahren ist eine chirurgische Technik, bei der ein komplexes Muster aus Narbengewebe in den Vorhöfen erzeugt wird. Dieses Muster trägt dazu bei, die abnormalen elektrischen Bahnen zu unterbrechen, die zum Auftreten von Vorhofflimmern beitragen . Dieses Verfahren kann entweder mit einer herkömmlichen Operation am offenen Herzen oder mit weniger invasiven Methoden durchgeführt werden.

Indikationen: - Schweres Vorhofflimmern : Patienten mit Vorhofflimmern , bei denen alternative Behandlungen nicht wirksam waren.
- Zusätzliche Herzoperationen: Werden häufig zusammen mit anderen Herzoperationen durchgeführt, wie etwa einer Klappenreparatur oder einer Koronararterien-Bypass-Operation.

Verfahrensschritte: - Traditionelles Maze: Wird während einer Operation am offenen Herzen durchgeführt und umfasst eine Sternotomie und die Verwendung eines Herz-Lungen-Bypasses.
- Beim minimalinvasiven Maze-Verfahren werden kleine Einschnitte und thorakoskopische Techniken verwendet, um die erforderlichen Ablationslinien zu erstellen.

Vorteile: – Beeindruckende Erfolgsquote:
Das traditionelle Maze-Verfahren weist
eine beeindruckende Erfolgsquote von 90 %
bei der Heilung von Vorhofflimmern auf .
- Verbessertes Symptommanagement:
Erleben Sie eine deutliche Verbesserung
der Symptome und der allgemeinen
Lebensqualität.

Mögliche Risiken: –
Operationskomplikationen: Es können
Infektionen, Blutungen oder Probleme im
Zusammenhang mit der Vollnarkose
auftreten.
- Langwieriger Heilungsprozess: Im
Gegensatz zur Katheterablation kann
sich die Erholungszeit bei der
herkömmlichen Methode verlängern.

2. Kombination verschiedener Ansätze

Hybride Ansätze nutzen eine
Kombination aus chirurgischen und
katheterbasierten Techniken, um die
Behandlungsergebnisse bei Patienten mit
Vorhofflimmern zu verbessern . Diese
Verfahren erfordern in der Regel die
Zusammenarbeit einer Gruppe von
Herzchirurgen und Elektrophysiologen .

Indikationen: - Schwierige Fälle von
Vorhofflimmern : Patienten mit
anhaltendem oder lang anhaltendem

Vorhofflimmern , bei denen andere Behandlungen nicht angesprochen haben.
- Erfolglose vorherige Eingriffe: Personen, die sich mehreren Katheterablationen unterzogen haben, ohne das gewünschte Ergebnis zu erzielen.

Verfahrensschritte: - Phase 1 (chirurgisch): Ein hochqualifizierter Chirurg führt eine minimalinvasive Ablation durch und zielt dabei auf bestimmte Bereiche des Herzens ab, typischerweise in der Nähe der Lungenvenen.
- Stufe 2 (Katheter): Der Elektrophysiologe führt die Ablation vom Herzen aus durch, um sicherzustellen, dass alle erforderlichen Bereiche effektiv behandelt werden.

Vorteile: - Ganzheitlicher Ansatz: Berücksichtigt die allgemeine Gesundheit des Herzens, was zu besseren Ergebnissen führen kann.
- Verbesserte Erfolgsraten: Ein kombinierter Ansatz kann bei schwierigen Fällen von Vorhofflimmern zu verbesserten Erfolgsraten führen .

Mögliche Risiken: – Kombinierte Risiken: Umfasst mögliche Komplikationen sowohl im Zusammenhang mit chirurgischen als auch mit katheterbasierten Verfahren,

wie etwa Blutungen, Infektionen und Herzrhythmusstörungen.
- Erhöhte Komplexität: Erfordert die Zusammenarbeit verschiedener Spezialisten und kann zu einer längeren Verfahrensdauer führen.

Gerätetherapie

1. Geräte, die den Herzrhythmus regulieren

Herzschrittmacher sind elektronische Geräte, die implantiert werden, um die Herzfrequenz zu regulieren. Sie können für Patienten mit Vorhofflimmern , die von Natur aus eine langsame Herzfrequenz (Bradykardie) haben oder bei denen diese durch Medikamente zur Frequenzkontrolle auftritt, sehr hilfreich sein .

Indikationen: - Bradykardie : Patienten mit Symptomen im Zusammenhang mit einer langsamen Herzfrequenz oder einem Herzblock.
- Tachykardie -Brady-Syndrom: Patienten mit abwechselnd langsamer und schneller Herzfrequenz.

Verfahrensschritte: - Implantation: Ein Herzschrittmacher wird normalerweise unter die Haut, oft unterhalb des Schlüsselbeins, implantiert und über

Leitungen, die in die Herzkammern eingeführt werden, mit dem Herzen verbunden.
- Programmierung: Das Gerät ist auf eine korrekte Herzfrequenz ausgelegt und kann bei Bedarf angepasst werden.

Vorteile: - Herzfrequenzmanagement: Fördert eine gleichmäßige und ausreichende Herzfrequenz und steigert das Gefühl von Energie und Stabilität.
- Kombination mit Ablation: Wird häufig zusammen mit der Ablation des Atrioventrikularknotens (AV-Knoten) zur Behandlung der mit Vorhofflimmern verbundenen Symptome eingesetzt .

Mögliche Risiken: – Infektionsgefahr: Es besteht ein geringes Risiko einer Infektion an der Stelle, an der das Implantat eingesetzt wird. – Mögliche Elektrodenverschiebung: In einigen Fällen können sich die Elektroden aus ihrer vorgesehenen Position verschieben, was weitere Eingriffe erforderlich machen kann.
- Gerätefehlfunktion: Gelegentliche, aber mögliche Fehlfunktion des Herzschrittmachers.
2. Implantierbare Kardioverter - Defibrillatoren (ICDs)

ICDs sind hochentwickelte Geräte, die schwere Herzrhythmusstörungen wie

ventrikuläre Tachykardie und
Kammerflimmern erkennen und
behandeln können. Sie werden
normalerweise Personen verschrieben,
bei denen ein erhöhtes Risiko für einen
plötzlichen Herztod besteht, der
gelegentlich mit Vorhofflimmern in
Verbindung gebracht werden kann .

Indikationen: - Patienten mit hohem
Risiko: Personen, bei denen eine schwere
Herzinsuffizienz aufgetreten ist oder bei
denen zuvor lebensbedrohliche
Herzrhythmusstörungen auftraten.
- Kombination mit Vorhofflimmern-
Behandlung: Patienten, die sowohl an
Vorhofflimmern als auch an ventrikulären
Arrhythmien leiden.

Verfahrensschritte: - Implantation: Der
ICD wird unter die Haut platziert und
über Leitungen mit dem Herzen
verbunden, ähnlich wie bei einer
Herzschrittmacherimplantation.
- Genaue Beobachtung und ggf.
Verabreichung von Elektroschocks: Ein
ICD ist dafür verantwortlich, den
Herzrhythmus zu überwachen und einen
Schock zu verabreichen, wenn er eine
potenziell lebensbedrohliche Arrhythmie
erkennt.

Vorteile: - Kritische Behandlung: Eine
rechtzeitige Behandlung

lebensbedrohlicher
Herzrhythmusstörungen kann dazu
beitragen, einen plötzlichen Herztod zu
verhindern.
- Behandlung der Symptome: Behandelt
Symptome, die häufig mit
Herzrhythmusstörungen einhergehen,
wie Ohnmacht und unregelmäßiger
Herzschlag.

Mögliche Risiken: – Unerwartete Schocks:
Gelegentlich kann der ICD Schocks bei
Arrhythmien abgeben, die nicht
lebensbedrohlich sind oder auf Probleme
mit dem Gerät zurückzuführen sind.
- Infektions- und Leitungsprobleme: Es
müssen ähnliche Risiken berücksichtigt
werden, wie etwa die Möglichkeit einer
Infektion und einer Verschiebung der
Leitungen.

Vorhofflimmern stehen verschiedene
fortschrittliche
Behandlungsmöglichkeiten zur Verfügung ,
die mehrere Möglichkeiten bieten, diese
komplizierte Arrhythmie wirksam zu
behandeln und möglicherweise zu heilen.
Eine elektrische Kardioversion ist eine
schnelle Methode, um den
Sinusrhythmus wiederherzustellen,
während eine Katheterablation eine
weniger invasive Möglichkeit bietet, die
Rhythmuskontrolle langfristig

aufrechtzuerhalten. Für hartnäckigere
Fälle stehen verschiedene chirurgische
Optionen zur Verfügung, wie das Maze-
Verfahren und hybride Ansätze.
Apparative Therapien wie
Herzschrittmacher und ICDs helfen, eine
gesunde Herzfrequenz
aufrechtzuerhalten und bieten Schutz vor
dem Risiko eines plötzlichen Herztods.
Jede Behandlungsoption hat ihre eigenen
Indikationen, Vorteile und potenziellen
Risiken. Es ist wichtig, den
Behandlungsplan sorgfältig zu
überdenken und zu personalisieren, um
die besten Ergebnisse für Patienten mit
Vorhofflimmern zu erzielen .

DAS ENDE